国家重点研发计划项目资助（编号：2016YFC1300204）

——基于学校的儿童超重肥胖干预技术开发与评价

合理吃动，健康体重

——儿童肥胖健康教育读本（附女生版营养状况评价盘）

主审　马　军　武阳丰

主编　王海俊　钮文异

北京大学医学出版社

HELI CHIDONG JIANKANG TIZHONG——ERTONG FEIPANG JIANKANG JIAOYU DUBEN
(FU NÜSHENGBAN YINGYANG ZHUANGKUANG PINGJIA PAN)

图书在版编目（ＣＩＰ）数据

合理吃动，健康体重 ： 儿童肥胖健康教育读本 ： 附
女生版营养状况评价盘 ／ 王海俊，钮文异主编． —— 北
京 ： 北京大学医学出版社，2018.8
ISBN 978-7-5659-1851-3

Ⅰ．①合… Ⅱ．①王… ②钮… Ⅲ．①小儿疾病-肥
胖病-防治 Ⅳ．①R723.14

中国版本图书馆CIP数据核字(2018)第183646号

合理吃动，健康体重
——儿童肥胖健康教育读本（附女生版营养状况评价盘）

主　　编：王海俊　钮文异
出版发行：北京大学医学出版社
地　　址：（100191）北京市海淀区学院路 38 号 北京大学医学部院内
电　　话：发行部 010-82802230；图书邮购 010-82802495
网　　址：http：//www.pumpress.com.cn
E - mail：booksale@bjmu.edu.cn
印　　刷：北京信彩瑞禾印刷厂
经　　销：新华书店
责任编辑：董采萱　　　责任校对：金彤文　　责任印制：李　啸
开　　本：889 mm×1194 mm　1/24　印张：3　字数：45 千字
版　　次：2018 年 8 月第 1 版　2018 年 8 月第 1 次印刷
书　　号：ISBN 978-7-5659-1851-3
定　　价：29.00 元

主　审：马　军　武阳丰

主　编：王海俊　钮文异

编写人员：（以姓氏汉语拼音为序）

陈润泽（北京市门头沟区中小学卫生保健所）

承　钰（北京大学公共卫生学院）

冯　强（国家体育总局体育科学研究所）

冯向先（长治医学院）

高爱钰（北京市东城区中小学卫生保健所）

金楚瑶（北京大学公共卫生学院）

李晨雄（北京大学公共卫生学院）

李会娟（北京大学临床研究所）

李京晶（北京市门头沟区育园小学）

李　钦（北京大学公共卫生学院）

林力孜（北京大学公共卫生学院）

林　艺（乌鲁木齐市中小学卫生保健所）

刘　峥（北京大学公共卫生学院）

马　军（北京大学儿童青少年卫生研究所）

钮文异（北京大学公共卫生学院）

阮　辉（北京市东城区金台书院小学）

尚莉伽（北京市东城区中小学卫生保健所）

宋　逸（北京大学儿童青少年卫生研究所）

王　迪（北京大学公共卫生学院）

王海俊（北京大学公共卫生学院）

武阳丰（北京大学临床研究所）

徐春霞（乌鲁木齐市中小学卫生保健所）

于冬静（北京市门头沟区育园小学）

原建慧（长治医学院）

张　芳（北京市门头沟区中小学卫生保健所）

张　弦（北京市东城区金台书院小学）

编写人员

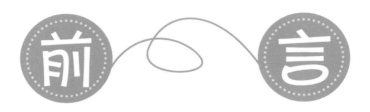

前言

　　随着社会经济的快速发展，我国学生的营养状况得到改善，消瘦检出率不断下降，但是超重及肥胖检出率以惊人的速度增长。2014 年全国学生体质与健康调研结果显示，7~18 岁学生的超重及肥胖检出率为 19.4%，其中男生为 24.2%，女生为 14.6%，男生高于女生，大约每 4 个男生中就有 1 个是超重或肥胖，每 7 个女生中就有 1 个是超重或肥胖。另外，2014 年全国城市学生超重及肥胖检出率为 22.3%，乡村学生为 16.5%，城市高于乡村，但是乡村学生超重及肥胖率增长明显加快，东部及沿海乡村地区年增长率已经超过城市地区。

　　根据儿童的身高和体重可以判断营养状况是消瘦、体重正常、超重或肥胖。儿童消瘦影响生长发育，降低儿童的免疫力，严重者可引起疾病，甚至导致死亡。儿童超重及肥胖是高血压、糖尿病、冠心病和脑卒中等慢性病的重要危险因素。因此，体重正常对儿童有很大的好处，被称为健康体重。它不仅能降低肥胖或者消瘦相关疾病的发生风险，而且有助于增强儿童的运动能力，提高学习成绩。

　　除了一些有疾病的儿童外，儿童营养状况主要受饮食和运动的影响。大量研究证实，儿童喝含糖饮料、经常吃不健康的零食、暴饮暴食、喜欢吃西式快餐等不健康的饮食行为，以及身体活动减少，静坐时间增多，特别是看电脑、手机、平板电脑等屏幕时间增多，导致儿童超重及肥胖检出率不断上升。

　　然而，许多学生不知道自己的饮食和运动行为不合理；有些已经超重或肥胖的学生不知道健康体重的好处，不认为应该控制体重；还有些超重或肥胖的学生想控制体重却不知道该怎么做。另一方面，有些体重正常或消瘦的学生认为自己不属于超重或肥胖，在饮食和运动方面不需要注意。对于这些问题，家长和学校健康教育老师也存在一些困惑。

因此，北京大学公共卫生学院项目团队在2013年出版的《怎样才能不肥胖——快乐运动，健康饮食》一书的基础上，总结国内外儿童肥胖干预项目的经验，与北京、乌鲁木齐、长治三个城市在健康教育方面有丰富经验的专家和教师们合作，共同编写了这本健康科普书。这本书是国家重点研发计划项目课题"基于学校的儿童超重肥胖干预技术开发与评价"研发成果之一。

这本书的内容包括"健康体重的好处""体重的测量和判定""如何达到健康体重""快乐运动""远离屏幕""不过量饮食""不喝含糖饮料""少吃高能量食物"以及"坚持最重要"九个板块。主要是用通俗易懂的文字、形象的卡通图片，准确、简要地呈现知识要点。另外，本书附赠的"中国中小学生营养状况评价盘"（分男生版和女生版）以及附录中的"体重控制目标"和"一周行为日记"，有助于促进学生将所学知识转化为行动，养成健康的饮食和运动行为习惯，帮助体重正常的学生避免体重过快增长，超重或肥胖的学生控制体重以达到健康体重，也有助于消瘦的学生通过合理吃动达到健康体重。

学校健康教育教师可以用这本书开展肥胖相关的健康教育，学生也可以回家自学。由于儿童的饮食和运动行为受家人（父母及其他家庭成员）影响，所以建议儿童和家人一起看这本书，以提高儿童和家人对健康体重好处的认识，只有共同行动起来才能产生效果。

我们衷心希望这本书能帮助儿童养成合理的饮食和运动习惯，促进更多的儿童拥有健康体重，在预防和控制儿童超重或肥胖方面发挥作用。期待广大读者提出改进的意见和建议，以便再版时修正。

编者

2018年7月

目录

又到了一年一度的体检时间，刚称完体重的豆豆被老师告知他现在已经属于"肥胖"了，需要注意控制饮食。但豆豆想起他在家里吃饭时，家人们看到他吃很多都很开心，还说现在他正是长身体的时候，能吃是福！

豆豆不禁困惑：肥胖到底好不好？为什么我属于肥胖呢？

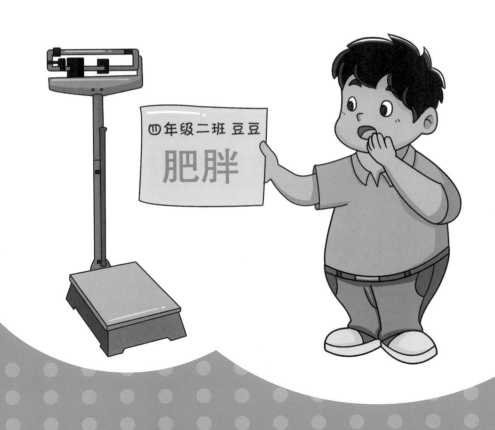

四年级二班 豆豆

肥胖

帅帅和苗苗是豆豆的同班同学。在这次体检中，他们的体重结果分别为"正常"和"消瘦"。所以，他们觉得自己和肥胖毫不相干。

帅帅

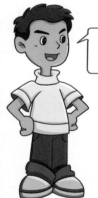

我现在是正常体重，肥胖跟我没什么关系。

我现在还是消瘦呢，我爸妈整天都盼着我再多吃一点，我才不需要了解体重的相关知识呢！

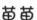
苗苗

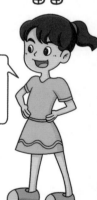

帅帅和苗苗说的对吗？

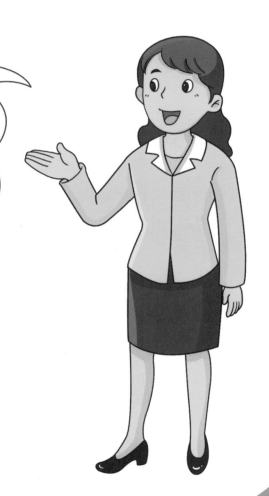

健康教育老师

看来大家对体重的认识还存在很多误区。下面，请和豆豆、帅帅、苗苗一同踏上"合理吃动，健康体重"的旅程，由我来带大家揭开关于体重的秘密吧！

1 健康体重的好处

豆豆把自己肥胖的情况告诉了爸爸和妈妈，没想到爸爸妈妈却不觉得他应该控制体重。这让豆豆十分困惑。

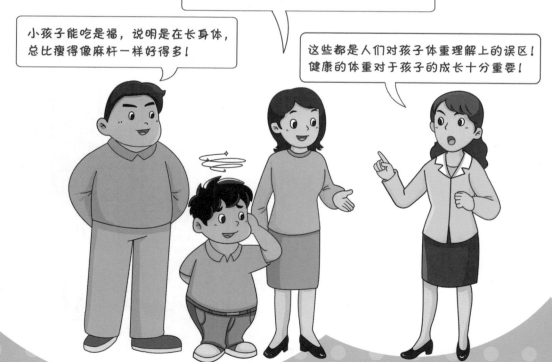

小时候胖点没啥问题，长大了自然就瘦了。再说胖点怎么了，又不是病。

小孩子能吃是福，说明是在长身体，总比瘦得像麻杆一样好得多！

这些都是人们对孩子体重理解上的误区！健康的体重对于孩子的成长十分重要！

身体更健康，远离"肥胖病"

你知道吗？肥胖是"人类健康的三大杀手"之一，它是许多严重疾病的"幕后真凶"。和体重正常的帅帅相比，豆豆更容易患上肥胖相关的疾病（见下图豆豆旁边标注的疾病）。如果不能及时控制体重的过快增长，"小胖"长大后很有可能变成"大胖"，更多可怕的疾病也会随之而来，如高血压、冠心病、脑卒中等。健康的体重则可以大大降低发生这些肥胖相关疾病的风险，使人拥有健康的体魄！

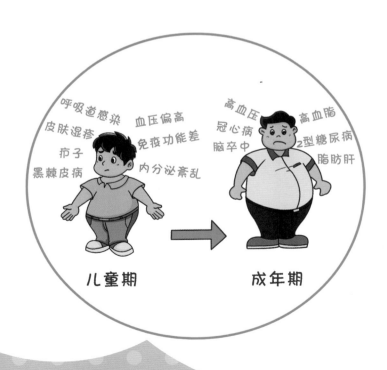

运动能力强，体质超级棒

　　肥胖儿童身材臃肿，行动不便，稍微一活动就气喘吁吁、上气不接下气。他们短跑时速度慢，长跑时耐力不足，跳远时很难达标。而体重正常儿童较少存在这些困扰，他们往往体质好，运动棒。想一想，学校里的运动健将中，也没见谁是小胖子呀！

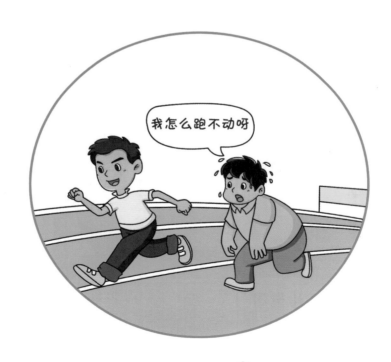

学习能力佳，精神顶呱呱

　　体重正常儿童在课堂上精神饱满、思维敏捷、记忆力强。但对肥胖儿童而言，人群研究发现他们的学习成绩普遍不如体重正常儿童。上课时，他们往往容易疲劳，精神不集中，常常开小差。

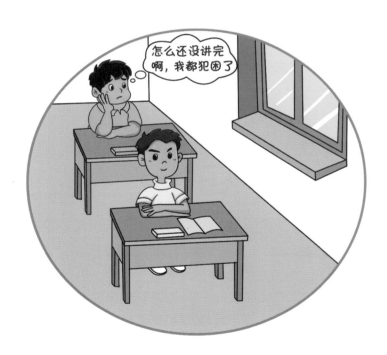

2 体重的测量和判定

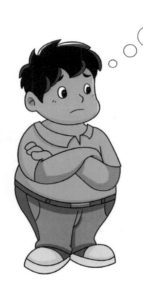

他们是怎么判定我属于"肥胖"的呢？

肥胖是用体重判定出来的吗

只用体重是不能判定一个人是否属于肥胖的！因为同样体重的人可能会有不同的身高，所以需要把体重和身高放在一起考虑。常用的指标叫做"体重指数"，英文名称为"Body Mass Index"，简称"BMI"，它可以综合评价人体的营养状况。

BMI 是这样计算出来的：

BMI（公斤／平方米）＝体重（公斤[1]）÷身高（米）÷身高（米）

测得自己目前的身高和体重之后，才能计算出当前的BMI。接下来，让我们一起来看看豆豆是怎么测量身高和体重，又是如何计算BMI的。

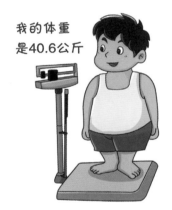

我的体重是40.6公斤

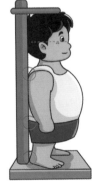

身高是135厘米，也就是1.35米

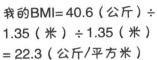

我的BMI＝40.6（公斤）÷1.35（米）÷1.35（米）＝22.3（公斤/平方米）

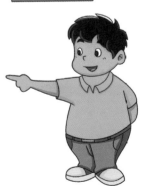

[1]"公斤"即"千克"

测量身高和体重的注意事项

● 测量体重时要记得脱掉鞋子，只穿贴身的衣服，读数时至少读到小数点后 1 位，这样测量的结果才最接近真实的体重！

● 测量身高时要记得站直身体，脚后跟、臀部中间及后背上部要与立柱相接触（如上一页图中红圈所示），平视前方，但不要踮脚呦！

● 不同的体重秤测量出来的结果可能有所不同，早上和晚上、吃饭前和吃饭后测量的结果也会有所不同。所以，为了不同测量结果之间能更好地比较，最好用固定的体重秤测量，另外还要固定测量时间。

肥胖的判定方法是什么

知道自己的 BMI 后，就可以借助表 1 或表 2 来判定自己是否属于肥胖了。

它们是这样使用的：

1. 男生使用表 1，女生使用表 2。

2. 在表的最左侧一列找到自己所属的年龄范围。例如，"9~"表示实际年龄满 9 岁，不到 10 岁。年龄的右边就是不同营养状况对应的 BMI 范围。

3. 将自己的 BMI 与表中的 BMI 标准比一比，找到你的 BMI 所属的位置，然后从这个位置向上找，最上面一行对应的就是你现在的营养状况。

表1　中国 7~18 岁男孩营养状况判定的 BMI 标准 *（公斤 / 平方米）

年龄（岁）	消瘦	正常	超重	肥胖
7~	≤ 13.9	14.0~16.9	17.0~18.6	≥ 18.7
8~	≤ 14.0	14.1~17.7	17.8~19.6	≥ 19.7
9~	≤ 14.1	14.2~18.4	18.5~20.7	≥ 20.8
10~	≤ 14.4	14.5~19.1	19.2~21.8	≥ 21.9
11~	≤ 14.9	15.0~19.8	19.9~22.9	≥ 23.0
12~	≤ 15.4	15.5~20.6	20.7~24.0	≥ 24.1
13~	≤ 15.9	16.0~21.3	21.4~25.1	≥ 25.2
14~	≤ 16.4	16.5~22.2	22.3~26.0	≥ 26.1
15~	≤ 16.9	17.0~22.8	22.9~26.5	≥ 26.6
16~	≤ 17.3	17.4~23.2	23.3~27.0	≥ 27.1
17~	≤ 17.7	17.8~23.6	23.7~27.5	≥ 27.6
18~	< 18.5	18.5~23.9	24.0~27.9	≥ 28.0

* 上表信息出自：

①中华人民共和国国家卫生和计划生育委员会 . WS/T 586-2018 学龄儿童青少年超重与肥胖筛查 [S]. 2018.

②中华人民共和国国家卫生和计划生育委员会 . WS/T 456-2014 学龄儿童青少年营养不良筛查 [S]. 2014.

③中华人民共和国卫生部疾病控制司 . 中国成年人超重和肥胖症预防控制指南 [M]. 北京：人民卫生出版社，2006.

表2 中国 7~18 岁女孩营养状况判定的 BMI 标准 *（公斤 / 平方米）

年龄（岁）	消瘦	正常	超重	肥胖
7~	≤ 13.4	13.5~16.7	16.8~18.4	≥ 18.5
8~	≤ 13.6	13.7~17.5	17.6~19.3	≥ 19.4
9~	≤ 13.8	13.9~18.4	18.5~20.3	≥ 20.4
10~	≤ 14.0	14.1~19.4	19.5~21.4	≥ 21.5
11~	≤ 14.3	14.4~20.4	20.5~22.6	≥ 22.7
12~	≤ 14.7	14.8~21.4	21.5~23.8	≥ 23.9
13~	≤ 15.3	15.4~22.1	22.2~24.9	≥ 25.0
14~	≤ 16.0	16.1~22.7	22.8~25.8	≥ 25.9
15~	≤ 16.6	16.7~23.1	23.2~26.5	≥ 26.6
16~	≤ 17.0	17.1~23.5	23.6~27.0	≥ 27.1
17~	≤ 17.2	17.3~23.7	23.8~27.5	≥ 27.6
18~	< 18.5	18.5~23.9	24.0~27.9	≥ 28.0

* 上表信息出自：

①中华人民共和国国家卫生和计划生育委员会 . WS/T 586 –2018 学龄儿童青少年超重与肥胖筛查 [S]. 2018.

②中华人民共和国国家卫生和计划生育委员会 . WS/T 456–2014 学龄儿童青少年营养不良筛查 [S]. 2014.

③中华人民共和国卫生部疾病控制司 . 中国成年人超重和肥胖症预防控制指南 [M]. 北京：人民卫生出版社，2006.

中国7~18岁男孩营养状况判定的BMI标准（公斤/平方米）

年龄（岁）	消瘦	正常	超重	肥胖
7~	≤13.9	14.0~16.9	17.0~18.6	≥18.7
8~	≤14.0	14.1~17.7	17.8~19.6	≥19.7
9~	≤14.1	14.2~18.4	18.5~20.7	≥20.8
10~	≤14.4	14.5~19.1	19.2~21.8	≥21.9
11~	≤14.9	15.0~19.8	19.9~22.9	≥23.0
12~	≤15.4	15.5~20.6	20.7~24.0	≥24.1
13~	≤15.9	16.0~21.3	21.4~25.1	≥25.2
14~	≤16.4	16.5~22.2	22.3~26.0	≥26.1
15~	≤16.9	17.0~22.8	22.9~26.5	≥26.6
16~	≤17.3	17.4~23.2	23.3~27.0	≥27.1
17~	≤17.7	17.8~23.6	23.7~27.5	≥27.6
18~	＜18.5	18.5~23.9	24.0~27.9	≥28.0

哎呀！
我真的是"肥胖"了！

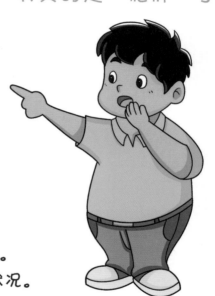

我是男生，用第一张表。

我今年9岁了，应该看9岁的这一行。

我的BMI是22.3，属于"≥20.8"的范围。

这个位置对应的最上一行就是我的营养状况。

　　除了使用上面的表进行判定，还可以使用本书赠送的"中国中小学生营养状况评价盘"。按照评价盘上的使用说明进行操作，可以更方便、快捷地知道自己是否属于肥胖，快来试试吧！

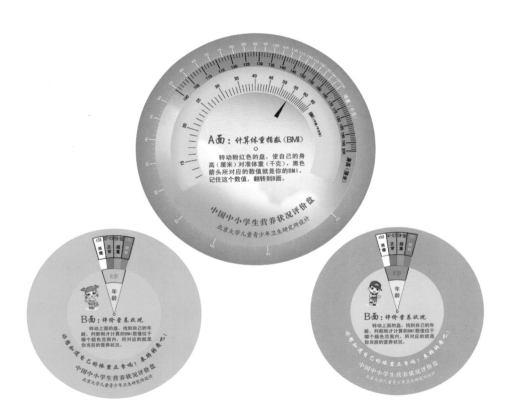

除了肥胖，还有哪几种营养状况

除了豆豆所属于的肥胖之外，还有超重、正常和消瘦三种营养状况。

超重是指体重超过了正常水平但还没有达到肥胖，是正常和肥胖的中间状态，例如下图中的朋朋。超重也是一种不健康的状态，已经超重的同学也要注意控制自己的体重了，不然很有可能会发展为肥胖！

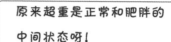

原来超重是正常和肥胖的中间状态呀！

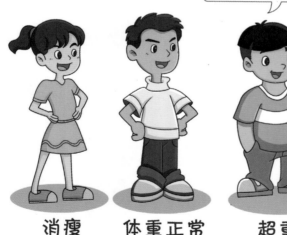
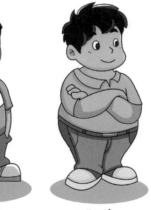

消瘦　　　　体重正常　　　　超重　　　　肥胖

体重正常或消瘦的同学也不要觉得超重和肥胖与自己没有关系，如果长期吃得多、动得少，也有可能变为超重或肥胖！

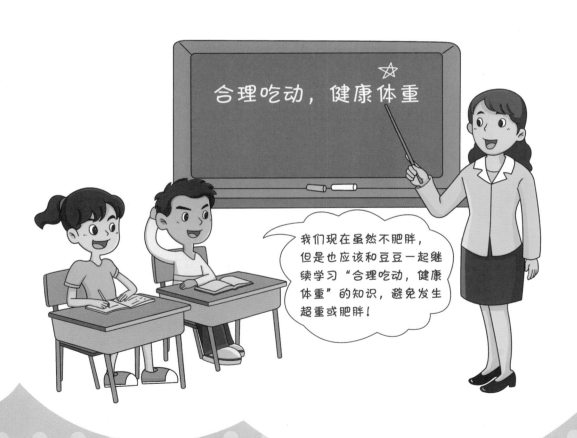

合理吃动，健康体重

我们现在虽然不肥胖，但是也应该和豆豆一起继续学习"合理吃动，健康体重"的知识，避免发生超重或肥胖！

3 如何达到健康体重

　　每个人的身体内都存在一个神奇的"能量天平"。天平的一端是能量摄入，另一端是能量消耗（包括静息代谢、运动耗能、生长发育等）。当摄入的能量和消耗的能量相等，也就是能量平衡时，就能保持健康的体重。但是生活中有一些人经常吃西式快餐、饼干糖果，喝各种含糖饮料，导致摄入的能量大大增加；与此同时，这些人却懒得做运动，总是坐着玩手机、打游戏，摄入的能量消耗较少，在体内不断积攒。这时，由于吃动不平衡，能量摄入大于能量消耗，能量天平就会倾斜，没能消耗掉的能量就转变为脂肪储存在体内，因此一天天胖了起来。

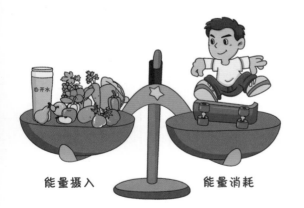

能量摄入　　　　　　　能量消耗

如果适量吃、快乐动，

就会像帅帅一样保持健康体重！

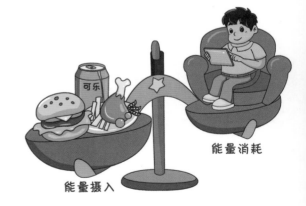

能量消耗

能量摄入

如果吃得多、动得少，

就会变得像豆豆一样胖！

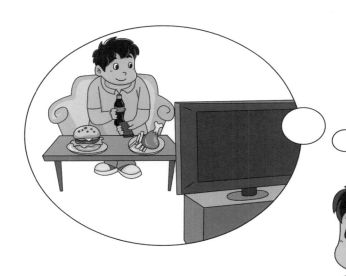

原来我这样做是会变胖的呀！

我们已经知道为什么会发生肥胖了，
那么为了拥有健康体重，我们应该怎么做呢？

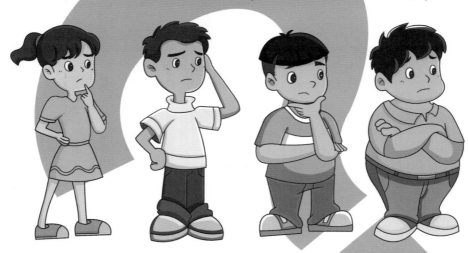

　　其实达到健康体重并不难，如果能不过量饮食，不喝含糖饮料，少吃高能量食物（比如西式快餐及其他油炸食品，以及饼干、糖果等），摄入的能量就会减少；同时多玩多动，少坐少"宅"，消耗的能量就会增加。能量消耗大于能量摄入，体重就能逐渐减轻，趋于健康状态。我们在接下来的几章中将一起学习如何做到健康饮食和运动。

　　如果管住嘴，迈开腿，

　　即使曾经是小胖子，也能重获健康体重！

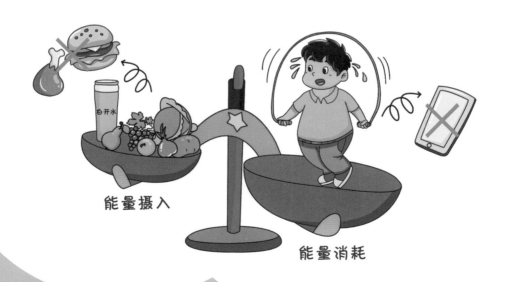

能量摄入

能量消耗

4 快乐运动

　　每到周末，帅帅写完作业后就跑出去游泳、打篮球或爬山；豆豆则坐在沙发上看电视，或者坐在电脑前打游戏。

帅帅游泳、打篮球、爬山

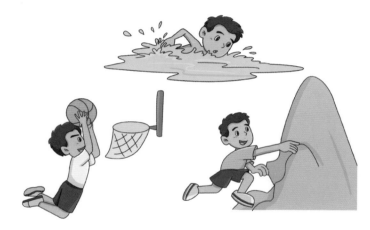

豆豆坐在沙发上看电视、坐着玩电脑

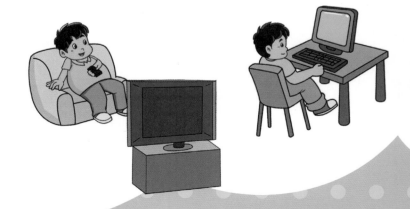

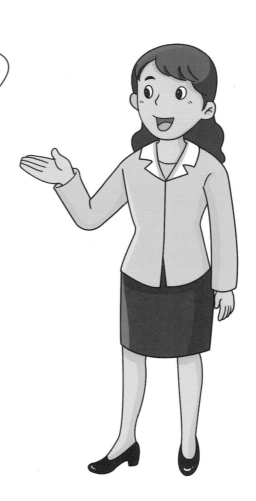

运动不仅对身体健康十分重要，同时也是控制体重不可缺少的"良方"！

运动的好处

1. 心肺有活力，身体更健康

坚持运动可以增加肺活量，增强心脏的收缩力，耐力也会随之提高，身体变得更加健康。

2. 肌肉有力量，长得高又壮

运动可以促进骨骼和肌肉的发育，使身体长得更高，也更加强壮。

3. 思维更活跃，头脑更清爽

运动可以调节紧张的学习生活，让大脑得到放松。这样思维会更活跃，头脑更清晰！

4. 吃动更平衡，体重更健康

运动有助于消耗体内过多的能量，是保证健康体重不可缺少的"良方"！

运动的好处

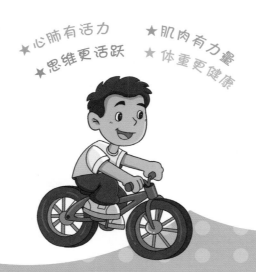

★心肺有活力　★肌肉有力量
★思维更活跃　★体重更健康

运动强度的评价

　　运动的方式多种多样，不同的运动有着不同的强度。中等或高等强度运动对健康更有益处。为了知道什么样的运动属于中等或高等强度，我们要先学会判断运动强度。根据强度的不同，可以把运动分成三大类：轻度运动、中等强度运动和高等强度运动。

　　轻度运动是指那些让你心率基本不变、身体感觉舒服、不觉得累、呼吸顺畅的运动。运动的时候，还能正常地说话和唱歌。比如伸展运动、散步，还有一些家务活动，如浇花、擦桌子、扫地、喂小动物等。

　　中等强度运动是指那些让你心率较快、少量出汗、略微气喘、感觉用力却不吃力的运动。运动的时候，可以随着呼吸的节奏完整地说一句话，但不能唱歌。比如中等速度跑步、打乒乓球、上下楼梯、游泳等。

　　高等强度运动是指那些让你的心率很快、感觉很累、很吃力、大汗淋漓、气喘吁吁的运动。运动的时候，不能说话，也不能唱歌。比如打篮球比赛、赛跑、登山、踢足球、跳绳等。

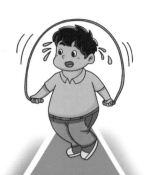

高等强度运动

中等强度运动

轻度运动

打篮球比赛、踢足球、赛跑、跳绳、登山、打网球等

中等速度跑步、跳舞、上下楼梯、投篮球、打乒乓球、游泳等

伸展运动、散步，一些家务活动，如浇花、擦桌子、扫地、喂小动物等

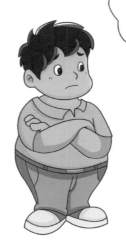

我现在已经知道如何判断运动强度啦！但是我该选择什么强度的运动呢？每次又要运动多久呢？

运动目标

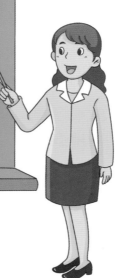

同学们一定要记住，我们每天应该进行至少1小时中等或高等强度运动，可以适当增加增强肌肉力量、骨骼健康的抗阻活动（如仰卧起坐、深蹲、俯卧撑等）。同学们既可以一次完成1小时的运动，也可以分成几次进行，但是每次运动时间最好达到10分钟以上，累加起来的总时长至少达到1小时。

大家来分析 1

外面的天气非常凉爽，晚饭后豆豆和爸爸妈妈一起出门慢慢地散步 1 小时，虽然没有流汗，但回到家后豆豆觉得好累，他觉得今天的运动已经达标了。

你觉得豆豆的运动达标了吗？为什么？

（参考答案见附录）

增加运动的方法

1. 培养运动爱好

运动的种类五花八门，大家应该多去尝试不同的运动形式，培养1~2项体育爱好并坚持下去，享受运动带来的乐趣。

2. 运动融入生活

除了体育锻炼，日常生活中的一些行为也有助于能量消耗。

● 每天步行上下楼梯，不坐电梯。

● 每天尽量步行上下学。如果家离学校比较远，可以提前1~2站下车，尽可能多走路。

● 帮助爸爸妈妈做一些力所能及的家务，比如拖地、洗碗、擦桌子。

● 课间10分钟，不要一直在座位上坐着看书或聊天，应该离开座位出去和小伙伴们玩游戏或者做运动。

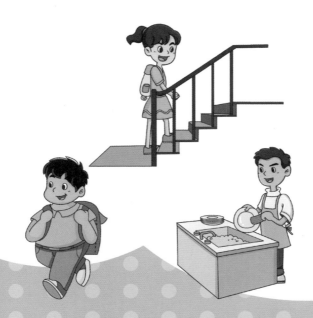

应该努力做到以下几点：

● 在学校的时候，积极参加大课间、体育课和其他课外活动。

● 周末的时候，尽量多出门活动，比如约上小伙伴一起踢足球、打羽毛球等。

● 即使在家里，也可以做一些力量训练，如蹲起、仰卧起坐、平板支撑等。

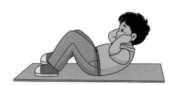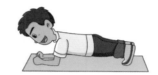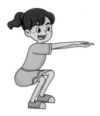

大家来分析2

豆豆这周有3天没有达到1小时中、高等强度运动的目标。

● 周一，外面下着大暴雨，不能出门，所以豆豆就没有运动。

● 周二，豆豆做作业拖拖拉拉，等做完作业已经到了睡觉的时间，豆豆就直接睡觉了，没有运动。

● 周四，豆豆和小伙伴们前一天打了一下午篮球，今天起来肌肉发胀、关节酸痛，十分难受。所以豆豆就休息了一天，没有运动。

这三天里，豆豆应该怎么做才能达到运动目标呢？

（参考答案见附录）

运动小贴士

● 运动前需要进行简单的准备活动，比如伸展活动，这样可以防止在运动中受伤。

● 运动中要注意逐渐增加运动的强度和运动量，避免一开始运动强度和运动量过大而造成身体损伤。

● 运动后要进行拉伸和放松，防止疲劳性损伤。

● 运动过程中和运动结束后都需要补充水分，但是注意不要喝含糖饮料（如汽水、果味饮料、运动饮料等），白开水是最好的选择。

5 远离屏幕

屏幕对生活的影响

电脑、手机、平板电脑等各种各样的电子设备已经逐渐成为很多人查阅资料、获取信息、进行社交与娱乐活动的重要方式。但是，较长的屏幕时间也会导致近视、肥胖等诸多问题。

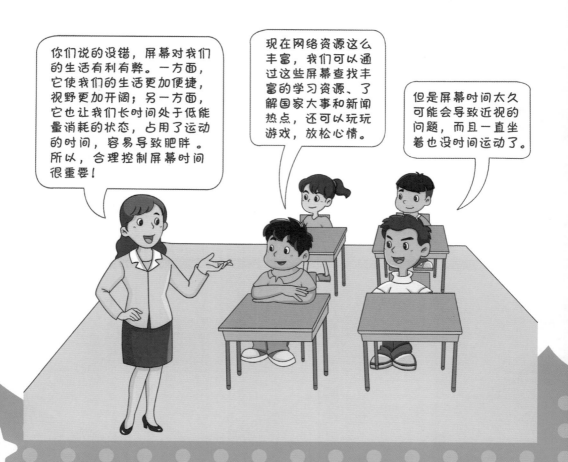

你们说的没错，屏幕对我们的生活有利有弊。一方面，它使我们的生活更加便捷，视野更加开阔；另一方面，它也让我们长时间处于低能量消耗的状态，占用了运动的时间，容易导致肥胖。所以，合理控制屏幕时间很重要！

现在网络资源这么丰富，我们可以通过这些屏幕查找丰富的学习资源、了解国家大事和新闻热点，还可以玩玩游戏，放松心情。

但是屏幕时间太久可能会导致近视的问题，而且一直坐着也没时间运动了。

屏幕时间目标

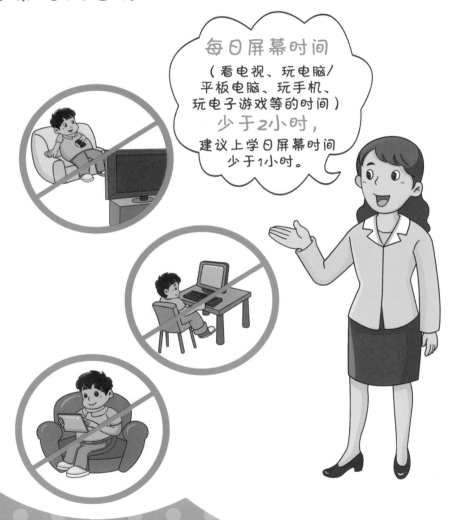

每日屏幕时间
（看电视、玩电脑/
平板电脑、玩手机、
玩电子游戏等的时间）
少于2小时，
建议上学日屏幕时间
少于1小时。

怎样减少屏幕时间

1. 学会计时

自控能力很重要，要学会计时，用闹钟设定看屏幕的时间。时间一到，一定要自觉放下手中的手机、平板电脑，关掉电视。努力做到抵制网络、手机带来的诱惑，学会到时间就说"不"。

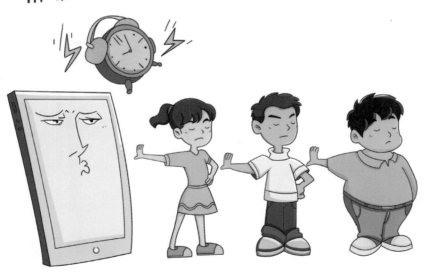

屏幕时间到！

2. 运动来替代

除了看屏幕，其实还有很多更有趣的事情可以做。丰富多彩的运动就可以很好地替代屏幕。可以约上小伙伴们一起踢踢足球、跑跑步，既减少了屏幕时间，还能完成每天的运动目标！

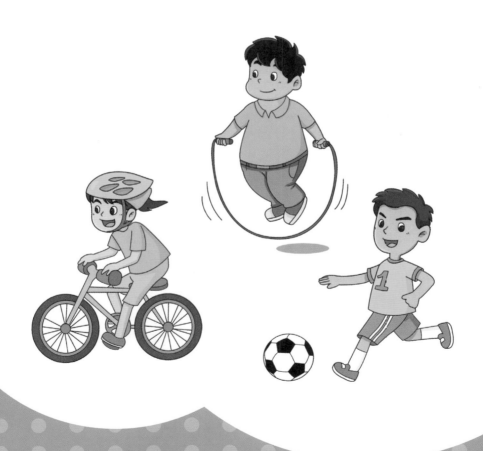

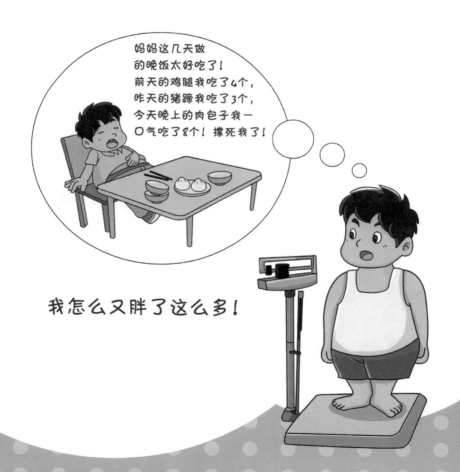

6 不过量饮食

豆豆今天称体重的时候发现自己又胖了好多。他想起最近几天每天的晚餐都很好吃，所以他都吃了好多好多，撑得不行。他不知道这是不是自己体重飞快增长的原因。

妈妈这几天做的晚饭太好吃了！前天的鸡腿我吃了4个，昨天的猪蹄我吃了3个，今天晚上的肉包子我一口气吃了8个！撑死我了！

我怎么又胖了这么多！

过量饮食的危害

大家还记得前面第 18 页中的能量天平吗？当能量摄入和能量消耗相等的时候，就可以保持健康体重。但是，如果过量饮食，能量摄入就会大于能量消耗，天平就会倾斜，体重也会像豆豆的一样增长过快。

吃多少才算适量

根据"中国居民平衡膳食宝塔"，可以把每天吃的食物分成五类：

- 第一类：谷物和薯类。
- 第二类：蔬菜和水果。
- 第三类：动物性食物。
- 第四类：奶类和豆类。
- 第五类：纯能量食物。

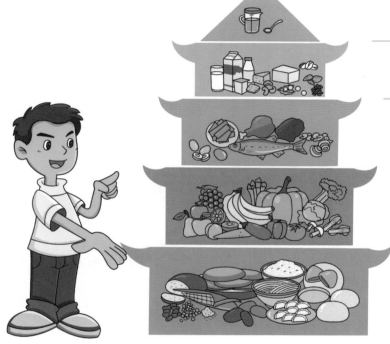

盐 <6克
油 25~30克

奶及奶制品300克
大豆及坚果类25~35克

畜禽肉40~75克
水产品40~75克
蛋类40~50克

蔬菜类300~500克
水果类200~350克

谷薯类 250~400克
全谷物和杂豆 50~150克
薯类 50~100克

那么，每天每一类食物该吃多少呢？

1. 谷物和薯类

谷物就是平常所说的"五谷杂粮"。常见的谷物包括大米、白面等精制细粮和小米、燕麦等粗粮。薯类则包括土豆、地瓜等根茎类作物。谷物和薯类都是日常饮食中很重要的一部分，是每日所需能量的主要来源。

谷物和薯类作为主食，每天要吃 250~400 克，相当于 2.5~4 碗。

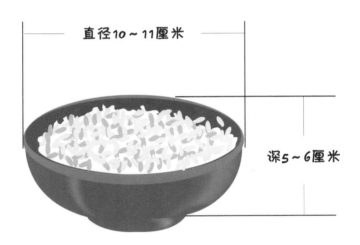

直径10~11厘米

深5~6厘米

1碗为100克生米
（即2两生米）煮熟后的份量

2. 蔬菜和水果

蔬菜和水果是多种维生素、矿物质及其他营养物质的主要来源，对健康十分重要。

蔬菜和水果的营养价值不完全相同，它们不能互相替代！

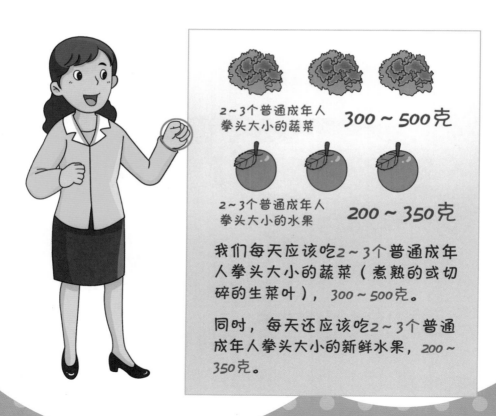

2～3个普通成年人拳头大小的蔬菜　　300～500克

2～3个普通成年人拳头大小的水果　　200～350克

我们每天应该吃2～3个普通成年人拳头大小的蔬菜（煮熟的或切碎的生菜叶），300～500克。

同时，每天还应该吃2～3个普通成年人拳头大小的新鲜水果，200～350克。

3. 动物性食物

动物性食物主要包括禽肉（鸡、鸭等）、畜肉（猪、牛、羊等）、水产品（鱼、虾等）和蛋类，它们是优质蛋白质和矿物质（如铁、锌等）的良好来源。但是如果摄入太多的动物性食物，不仅容易导致体重增长过快，而且还会造成胆固醇过高，引起心血管疾病！

每天吃1份肉。1份肉为80～110克，相当于1个普通成年人的手掌心（不包括手指）的大小及厚度。

*推荐的肉摄入量不包括蛋类。

如果你平时的运动量较大（每天运动1小时以上），可适量多吃肉，但每天不要超过2份。

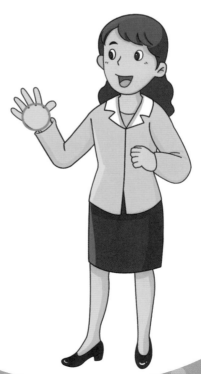

4. 奶类

除了不含有膳食纤维外，奶类几乎含有人体所需的全部营养素，是儿童和青少年极好的营养食品。推荐每天喝 300 克（毫升）左右的奶。

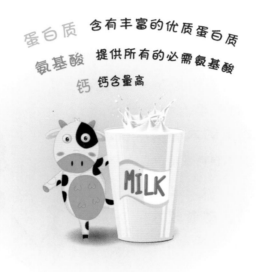

蛋白质 含有丰富的优质蛋白质

氨基酸 提供所有的必需氨基酸

钙 钙含量高

5. 纯能量食物

纯能量食物包括油脂类（食用油、奶油、沙拉酱）、淀粉、食用糖和酒类。我们平时吃的花生油、豆油、菜子油都含有大量脂肪，吃多了很容易变胖！建议每人每天的食用油摄入量为 25~30 克。

如何做到不过量饮食

1. 三餐不吃撑，早餐优先行

不吃早餐或者早餐吃得不好会带来很多危害，比如：上午到了第三、四节课就会觉得饿；注意力下降，上课打瞌睡；头晕，心慌；抵抗力下降。

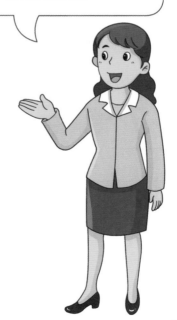

如果不吃早餐的话，上午会感觉很饥饿，到了中午就会吃得更多，容易导致这一天摄入的能量反而比吃早餐的人更多！所以好好吃早餐能够降低饥饿感，防止暴饮暴食！

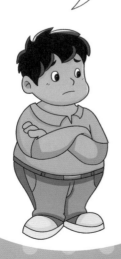

为什么要强调早餐好好吃呢？少吃一顿不是更有利于减肥吗？

2. 吃饭要慢嚼，饱了早知道

学会放慢吃饭速度很重要。如果吃得太快，大脑来不及传出"吃饱了"的信号，一不小心就吃撑了。所以吃饭的时候要细嚼慢咽，这样不仅有利于食物中营养的吸收，也能更好地品尝食物本身的味道！

食物要细嚼慢咽才好！

太香了！我要快点再来一块！

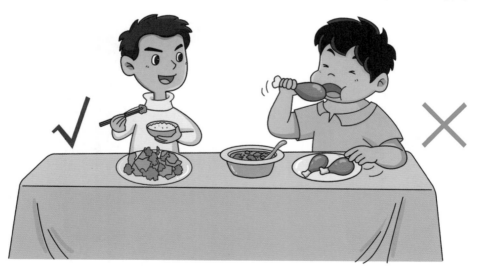

3. 少去餐馆吃，点菜要"慧"选

我们去餐馆吃饭的时候，经常会点上一大桌子的菜。尤其是吃自助餐时，很多人为了"吃回本儿"，恨不得肚皮都快撑破了才放下筷子，很容易过量饮食。因此，建议少去餐馆吃饭，在家吃饭可以更好地控制饮食摄入量。另外，通常餐馆饭菜中的油盐较多，口味重、能量高，而家里的饭菜少油少盐，更有利于健康，更能体现食物本身的美味！

如果实在要去餐馆吃饭，也要智慧地点菜，多选择一些口味相对清淡（少油少盐）的菜品，并且根据人数合理控制点菜数量，避免过量饮食！

少去餐馆吃饭

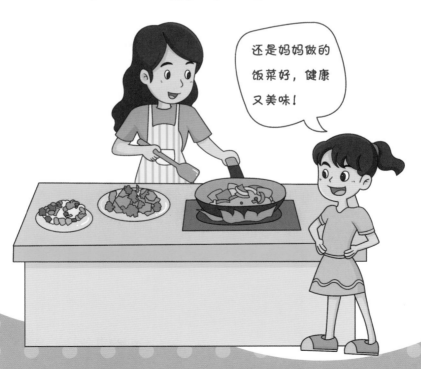

7 不喝含糖饮料

含糖饮料的危害

含糖饮料包括汽水、果汁饮料、茶饮料、奶饮料、运动饮料等。它们是小朋友们的"甜蜜敌人"，不仅可能导致龋齿，而且会影响身体对其他营养成分的吸收，导致营养不良。此外，喝含糖饮料还会导致能量摄入增加，容易使人变成小胖子。

所以，一定要对含糖饮料说"不"！

不喝含糖饮料

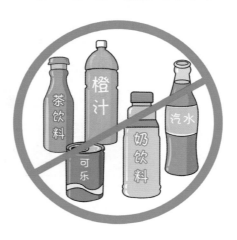

怎么识别含糖饮料

要识别含糖饮料，首先要学会看饮料的营养标签。如果标签中"碳水化合物"这一项的数字大于0，说明这种饮料属于含糖饮料。有些饮料的营养标签中会标注糖的含量，这时候优先看糖含量。只要看到这两项的数字大于0，就可以判断为含糖饮料啦！

你知道吗？
现在市面上卖的饮料，大约95%都是含糖饮料！

营养成分表

项目	每100毫升（ml）	NRV%
能量	139 千焦（kJ）	2%
蛋白质	0 克（g）	0%
脂肪	0 克（g）	0%
碳水化合物	8.0 克（g）	3%
钠	9 毫克（mg）	0%

*NRV 为营养素参考值

某茶饮料的营养标签

营养成分表

项目	每100毫升（ml）	NRV%
能量	98kJ	1%
蛋白质	0g	0%
脂肪	0g	0%
碳水化合物	4.8g	2%
－糖	4.2g	－
钠	0mg	0%

某碳酸饮料的营养标签

口渴的时候应该喝什么

白开水是最好的饮料。它不含任何热量，而且能够运输身体需要的养分，排出废物，提高人体免疫力！

建议每天喝 800~1400 毫升白开水。

大家来分析 3

你觉得这些说法对吗？为什么？

● 奶饮料不仅健康，而且甜甜的、很好喝，可以多喝！

● 运动饮料既解渴又能补充能量，每次运动后都要来一瓶！

● 果汁饮料能补充各种维生素，比白开水好得多！

（参考答案见附录）

8 少吃高能量食物

什么是高能量食物

　　不同的食物即使大小相同，能量也可能千差万别。食物中脂肪或糖的含量越高，能量就越高！

　　比如说，豆豆的晚餐可以选择吃一个馒头或一个大小相同的汉堡，它们的能量分别为 741 千焦和 1607 千焦。吃掉这个馒头之后，豆豆快走 45 分钟，也就是在 400 米的操场上走 12 圈就可以消耗掉了。然而吃掉这个汉堡之后，豆豆需要走 100 分钟才能消耗掉，相当于走 26 圈！如果在运动之后吃掉一个汉堡，就等于白运动了！

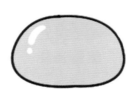

741千焦

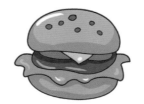

1607千焦

大小相同，能量却相差甚远！

高能量食物的危害

通过健康饮食和快乐运动，体内的能量天平可以维持平衡，从而能够保持健康的体重。但是，当你所吃的食物是各种各样的高能量食物时，你每天的能量摄入增加，而每天的运动又无法消耗这些过多摄入的能量，能量天平就会发生倾斜，最终使体重增长过快，变成超重或肥胖！

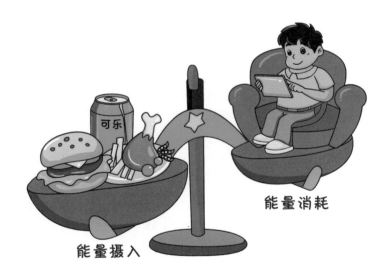

能量摄入

能量消耗

如果吃得多、动得少，

就会变得像豆豆一样胖！

如何做到少吃高能量食物

1. 少吃西式快餐

　　西式快餐中的炸鸡腿、炸薯条、汉堡包等，在制作过程中常常会使用油炸的烹调方法，导致食物中的油含量（脂肪含量）很高，能量也就非常高了！因此，西式快餐要少吃，最好不吃。可以用菜包、馄饨、豆腐脑、煮玉米等美味可口、健康营养的中餐作为替代。

少吃西式快餐

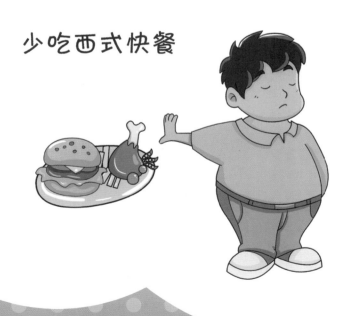

2. 少吃高脂肪食物

除西式快餐之外，我们身边还有很多含有大量脂肪的高能量食物，比如炸小黄鱼、炸油条、炸鸡柳等，它们在油炸的过程中浸入了大量的脂肪。此外，还有像肥肉、鸡皮、鸭皮等食物，本身就含有大量的脂肪！因此，它们都属于高能量食物，应当少吃或者不吃。在平时做菜的时候，烹调方法要以清蒸、水煮为首选，吃肉也要首选瘦肉。

3. 少吃不健康零食

零食指的是那些非正餐时间食用的各种少量食物和饮料，目的是补充正餐摄入的不足。根据中国学龄儿童零食指南，学龄儿童每日的食物摄入要强调"正餐为主，零食少量"。

健康零食包括新鲜的蔬菜或水果、奶制品（牛奶或酸奶）、天然未加工的坚果这三类。不健康零食是除了这三类以外的其他包装零食，比如糖果、巧克力、薯片、冰淇淋等。原因是包装零食有很多"陷阱"，从包装上的营养标签看，绝大多数不符合低能量、低糖、低脂、低盐零食的标准*。同学们应该少吃不健康的零食呦！

---

* 我国《预包装食品营养标签通则》标准：
① 低能量：能量 ≤ 170 千焦 (kJ)/100 克 (g)；　② 低糖：碳水化合物或糖 ≤ 5 克 (g)/100 克 (g)；
③ 低脂：脂肪 ≤ 3 克 (g)/100 克 (g)；　④ 低盐：钠 ≤ 120 毫克 (mg)/100 克 (g)。

新鲜的蔬菜或水果、奶制品、天然未加工的坚果是不错的零食选择！

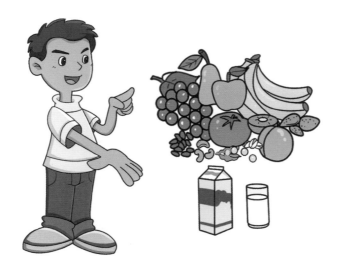

大家来分析 4

你觉得下面的这些说法对吗？为什么？

● 添加了果汁的糖果是健康食物。

● 添加了牛奶的白巧克力可以多吃。

● 高纤消化饼干、粗粮饼干可以让人越吃越瘦。

（参考答案见附录）

9 坚持最重要

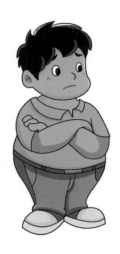

减肥已经一周了，
为什么感觉一点效果也没有……

体重不会在短期内明显减轻，
但是不要沮丧和气馁，大家
要记住：一口吃不成个胖子，
一下减不成个瘦子。只有长
期坚持才会看到效果！

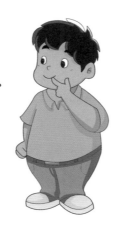

从今天开始，我要每天都健康饮食、多做运动。只要我能坚持下去，一定可以达到健康体重！

豆豆正处在生长发育的关键时期，为了孩子现在和将来的健康与快乐，我们应该和孩子一起努力坚持！

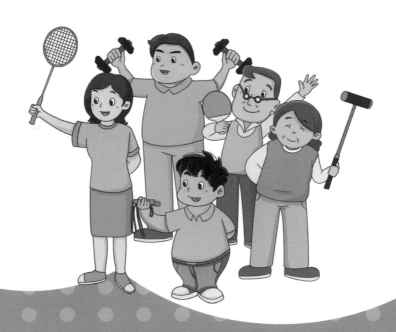

1. 确定目标

在前文（见第 11 页"肥胖的判定方法是什么"）中，根据年龄查找到的正常 BMI 范围就是我们的目标 BMI。

根据前面讲过的 BMI 计算方法：

BMI（公斤／平方米）＝体重（公斤）÷身高（米）÷身高（米）

可以用身高和目标 BMI 来计算目标体重：

目标体重（公斤）＝目标 BMI（公斤／平方米）×身高（米）×身高（米）

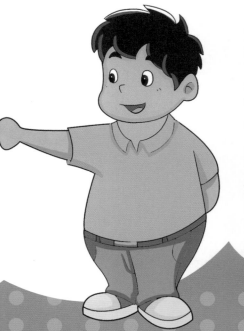

我的身高是1.35米，

目标BMI是14.2~18.4（公斤/平方米）。

所以我的目标体重计算方法是：

14.2×1.35×1.35=25.9（公斤）

18.4×1.35×1.35=33.5（公斤）

所以我应该将体重控制在25.9~33.5公斤，

也就是大约52~67斤！

2. 一周行为日记

表3是健康教育老师制定的5个行为目标，让豆豆、朋朋、帅帅、苗苗和其他同学一起，每天都尽量达到表上每一个行为目标。每做到一个，就在表中相应的位置给自己画一个☺，每周数一数自己得到了几个☺。这一周豆豆一共得到了23个☺，比上一周多得了好几个，他真棒！加油！

表3　一周行为目标

行为目标	周一	周二	周三	周四	周五	周六	周日
每天中等或高等强度运动至少1小时	☺		☺		☺	☺	☺
每天屏幕时间少于2小时	☺	☺		☺	☺	☺	
不过量饮食	☺	☺	☺			☺	
不喝含糖饮料			☺	☺	☺		☺
少吃高能量食物	☺	☺		☺	☺		☺

亲爱的小读者们，在本书最后有两张附录："体重控制目标"（附录1）和"一周行为日记"（附录2）。你们也要像豆豆那样认真填写它们，然后比一比，看看谁得到的☺多！

一年后……

　　从不爱运动、爱玩手机、经常吃撑、爱喝含糖饮料、喜欢吃高能量食物，到每天坚持 1 小时以上中高等强度运动、将屏幕时间控制在每天 2 小时以内、不过量饮食、不喝含糖饮料、少吃高能量食物，豆豆在一年之后也变得和帅帅一样——健康、帅气、自信，很受同学欢迎。

　　豆豆能做得到，相信你也一样可以！

　　还等什么，立即行动起来吧！向健康体重进发！

附录

附录 1　体重控制目标

目标体重计算公式：

体重（公斤）＝目标 BMI（公斤／平方米）× 身高（米）× 身高（米）

	我的性别	
查找目标 BMI	我的年龄	
	正常 BMI 范围	
	我的身高	
计算目标体重	体重计算	

所以我要将体重控制或保持在 _____~_____ 公斤范围内，我相信我一定可以！

附录 2　一周行为日记

行为目标	周一	周二	周三	周四	周五	周六	周日
每天中等或高等强度运动至少 1 小时							
每天屏幕时间少于 2 小时							
不过量饮食							
不喝含糖饮料							
少吃高能量食物							

附录 3 "大家来分析"答案

1. 豆豆并没有达到运动目标。因为豆豆没有流汗、气喘，心率也没有加快，所以只是轻度运动，而不是中、高等强度运动。

2. 周一：天气不好的时候，可以在室内运动场馆进行运动，如游泳、打乒乓球等。平时要培养多种运动技能，这样不论是在室内还是室外，都可以享受运动的乐趣。

周二：应该提前做好计划，给运动留出时间。也可以选择分时段运动，充分利用零碎时间，将运动融入生活。

周四：运动贵在坚持。即使肌肉酸痛，也应该坚持做力所能及的运动，或者恢复性训练，这样更有利于身体的恢复。

3. 这三句话都是不对的。

（1）与纯牛奶不同，那些甜甜的奶饮料不仅牛奶含量低，而且添加了大量的糖，不能多喝。

（2）运动饮料虽然可以为身体补充能量，但同时也含有大量的添加糖。非运动员进行高强度运动的时间一般不会超过 1 小时，运动后喝适量的白开水足以补充身体所需的水分，不需要喝运动饮料。

（3）果汁饮料中含有大量的添加糖。所以应该吃新鲜水果来补充维生素，而不是喝果汁饮料。

4. 这三种说法都是不正确的。糖果、巧克力都是高能量零食，不能多吃，即使其中添加了果汁、牛奶，也不能代替水果和牛奶。饼干都含有能量，即使不是高能量食物，也不能多吃，更不可能越吃越瘦。